AF298780

PRÉCIS.

SUR

LE TÉTANOS DES ADULTES.

Par N. Heurteloup, Chirurgien consultant des armées.

Ut desint vires, tamen est laudanda voluntas.

Ovid. ad Ruf.

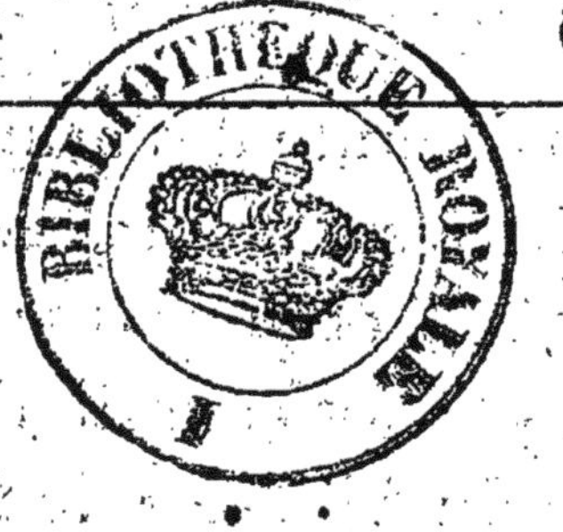

A PARIS,

De l'Imprimerie du Département de la Guerre, rue de
la Michodière, N°. 3.

1793.

dance du conseil de santé, que beaucoup de nos frères d'armes étoient morts de cette maladie, à la suite de leurs honorables blessures. Les membres de ce conseil ont éprouvé le même sentiment que moi. J'ai saisi cette circonstance avec une sorte d'avidité, et j'ai tâché de réunir, avec le plus de précision possible, ce qui a été écrit de plus intéressant sur cette matière : j'ai puisé dans plusieurs manuscrits communiqués par la ci-devant société de Médecine, et qui lui ont été envoyés depuis l'impression de son *projet d'instruction* qui a paru en 1786. *Lavo*, *Billard*, chirurgiens de la marine à Brest, *Bajon*, médecin à Cayenne, etc., en sont les auteurs. J'ai cru devoir faire cet aveu, autant pour rendre justice à qui il appartient, que pour éviter la surcharge des notes marginales; j'ai ajouté mes observations et mes réflexions particulières; je n'ai point eu la prétention de diriger mes confrères les officiers de santé des armées, j'ai seulement desiré fixer leur attention sur une maladie cruelle qui ne pardonne guère, et leur faire naître quelques idées heureuses.

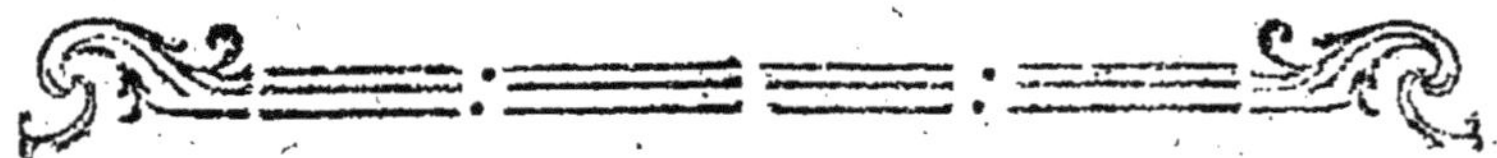

PRÉCIS

SUR

LE TÉTANOS DES ADULTES.

Par N. Heurteloup, Chirurgien consultant des armées.

Une maladie dont la marche est rapide, qui semble résister à tout ce qu'on lui oppose, et dont la terminaison est presque toujours funeste, mérite que l'on fasse de nouveaux efforts pour parvenir enfin à la bien connoître. Sa résistance ne peut être un motif de découragement pour celui qui, consacrant sa vie entière à la recherche de la vérité, s'efforce de lui ravir quelques traits de lumière au profit de l'humanité. C'est par l'opiniâtreté de ses recherches, que le génie observateur fait des découvertes utiles.

De toutes les maladies qui semblent se soustraire aux efforts de la médecine, le *tétanos* est une des plus terribles. Comme accident, il détruit souvent les plus belles espérances dans le traitement des plaies. Quel service ne rendroit-on pas à l'humanité, si l'on parvenoit enfin à tracer une marche certaine pour le guérir dans tous les cas où il se manifeste!

Le *tétanos* est une contraction spasmodique, pendant laquelle les muscles sont dans une rigidité extrême.

Il attaque une ou plusieurs parties du corps, ou enfin le corps entier,

On y est sujet à tous les âges ; à peine l'homme est-il né qu'il en est attaqué.

Le *tétanos* est *idiopathique* ou *symptomatique*.

Dans le premier cas, il a reçu différens noms relativement aux parties qui en sont affectées.

Ainsi, il a été appellé *trismus*, *trismos*, *mal de mâchoire*, quand il est borné à cette partie.

Le mal de mâchoire est appellé *trismus traumatique*, lorsqu'il est produit par le froid ou par les plaies.

Le *tétanos* prend le nom *d'opisthotonos*, lorsque dans le paroxisme, la tête et l'épine dorsale sont courbées en arrière ; on l'appelle *emprosthotonos*, quand cette courbure a lieu du côté opposé.

Lorsque tout le corps est attaqué, c'est le *tétanos*, proprement dit, ou *tétanos tonique*, lorsqu'il est produit par le froid ou par les plaies ; Sauvages l'appelle *tétanos traumatique*.

Le *tétanos idiopathique* a encore plusieurs autres dénominations. Je ne crois pas qu'il soit fort utile d'en faire mention ici, puisque le traitement doit être à-peu-près le même pour tous les cas. Cependant si cette nomenclature étoit desirée, on pourroit consulter les Nosologistes, et notamment *Sauvages* et *Cullen*.

J'ai dit que le *tétanos* pouvoit être *symptomatique*. Ainsi, il a quelquefois lieu dans les fièvres ; il peut exister en même-tems que l'*hémiplégie*, la *catalepsie*, l'affection histérique, etc. ; il prend alors différentes dénominations qui se trouvent dans les auteurs que je viens de citer.

Je ne dirai rien du *trismus nascentium*, ou *mal de*

mâchoire des enfans nouveaux nés, quoique cette espèce de *tétanos* soit bien intéressante à traiter. Je me
contenterai de parler du *tétanos des adultes*, seul objet
essentiel de mes recherches.

Le *tétanos* a été observé par tout ; mais il est plus
commun dans les pays chauds qu'ailleurs, et dans les
pays marécageux ou maritimes plutôt que sur un sol
sec, élevé et éloigné de la mer. Bajon nous assure qu'à
Cayenne et à la Guyane française, où le *tétanos* est
très-commun, c'est au bord de la mer qu'il se montre
de préférence; qu'il est plus rare à mesure qu'on s'é-
loigne des côtes, et enfin qu'il est inconnu dans l'inté-
rieur des terres; il ajoute qu'auprès de la mer, les personnes qui se trouvent logées à l'abri des vents qui en
arrivent, y sont moins sujettes que les autres.

D'après cette remarque, l'on pourroit croire que le
tétanos attaque les gens de mer après les combats,
plus communément que les soldats des armées de terre;
cependant l'observation ne le prouve pas.

Le *tétanos* est plus fréquent et plus dangereux après
les orages, les pluies froides, pendant les alternatives
subites de froid et de chaud, lorsqu'il souffle un air
humide, etc. ; aussi est-il commun à la fin du mois
d'Août et pendant l'automne.

Il ne respecte ni l'âge, ni la différence du sexe, du
tempérament, de la complexion : les animaux mêmes
en sont attaqués.

Les hommes qui sont exposés à la pluie, qui éprouvent des fatigues excessives pendant les grandes cha-
leurs du jour, et qui ensuite passent la nuit au bivouac,
y sont plus sujets que les autres.

Il semble être produit par les mêmes causes en Amérique et par-tout ailleurs. Il survient spontanément par l'effet d'une transpiration supprimée, quand on s'expose au froid, ou que l'on fait usage des boissons froides étant encore tout en sueur ; il survient encore de cette manière, lorsqu'on a eu l'imprudence de répercuter sans précaution quelque maladie cutanée, telle que la gale, un ulcère dartreux, etc., de tarir un écoulement habituel, tel qu'un *fonticule* établi depuis long-tems ; un flux *gonorrheïque*, et enfin, lorsqu'une transpiration abondante et partielle aux pieds, aux aisselles, etc, a été supprimée.

L'abus des liqueurs fortes, l'ivresse donnent le **tétanos**.

Des vers, des matières âcres, en irritant les fibres nerveuses de l'estomac et des intestins, le produisent aussi

Tout récemment, on a vu, dans une de nos armées, un blessé qui avoit les intestins obstrués par un grand nombre de noyaux de cerises dont on n'avoit pu le débarrasser, être par cela seul attaqué du *tétanos*, et en mourir.

Souvent le *tétanos* se manifeste à la suite des piquures, des blessures, pendant que les plaies sont encore ouvertes ou immédiatement après leur cicatrisation. Dans le premier cas, les plaies ont ordinairement peu suppuré, elles sont sèches ; bientôt elles prennent la couleur d'un rouge foncé, elles deviennent luisantes, etc.

Voila pourquoi il convient, dans les pays chauds, d'entretenir quelquefois la supuration des grandes plaies, avant de songer à leur cicatrisation.

Une fibrille nerveuse, mal divisée, peut causer le **tétanos**.

Les grandes plaies doivent y donner lieu plus souvent que les autres, parce qu'ayant beaucoup de surface, elles off ent plus de points de contact à l'air extérieur que l'on regarde comme une cause du *tétanos*, ce qui peut dépendre des variations que cet élément éprouve dans sa température, ou des hétérogènes nuisibles dont il est surchargé.

Les grandes hémoragies et en général toutes les évacuations, l'inanition, suite d'une trop longue abstinence, les passions immodérées, etc. sont des causes de cette maladie.

Le *tétanos*, ainsi que toutes les affections nerveuses, est souvent produit par des causes opposées ; aussi j'ajouterai qu'on le voit quelquefois se manifester pendant le froid excessif, lorsqu'il y a pléthore, défaut des évacuations ou suppurations abondantes, etc.

Peut-être existe-t-il d'autres causes du *tétanos*, mais elles ne sont ni bien connues, ni bien déterminées.

En résumant les causes les plus générales et les plus fréquentes de cette maladie, on peut les réduire à tout ce qui peut supprimer la transpiration, sur-tout quand elle est abondante, à toute disparution subite d'une maladie ou de quelque écoulement habituel ; et enfin, à tout ce qui peut ébranler et irriter le système nerveux, en certaines circonstances ; ceci a besoin d'être expliqué.

Quand je dis que *t ut ce qui irrite et ébranle le système nerveux, peut causer le tétanos*, je ne crois pas que ce soit toujours d'une manière immédiate, excepté les cas où l'irritation est sans cesse excitée par la présence d'un corps étranger, ou par la section imparfaite de quelque nerf un peu considérable ; je pense que c'est l'affaissement qui succède à un violent *orgasme*, à une irritation excessive ; qui cause tout le mal ; ainsi, le jour d'une bataille, qui est très fatigant pour le soldat, tout est tendu dans son individu, tout est dans un état extrême d'irritabilité. Est-il blessé ? la douleur, l'inquiétude, la colère, le désespoir même causé par l'impossibilité de combattre encore, augmentent la somme de l'irritation. Pendant l'action, exposé à l'ardeur brûlante du soleil, il est en sueur, tous ses pores sont ouverts. Resté sur le champ de bataille, quand il est grièvement blessé, souvent il n'en est enlevé que fort tard, et lorsqu'une transpiration abondante a été brusquement suivie d'un refroidissement général. Qu'arrive-t-il alors ? à un éréthisme extrême, succède un affaissement, un relâchement général des solides, une constriction plus ou moins prononcée, plus ou moins prompte à se manifester, un bouleversement général qui, rompant l'équilibre, rend inégale la dispensation du fluide nerveux. Dès ce moment, la volonté n'est plus le *régulateur* de ce fluide considéré comme principe *moteur* ; rien ne le dirige, sa marche est désordonnée, de là des convulsions, le *tétanos*. Donc *tout ce qui peut irriter et ébranler le système nerveux est susceptible de donner lieu à cette maladie*, comme *cause éloignée* ou *prédisposante* ; mais sa cause immédiate est *le relâchement des solides*, suite nécessaire d'une trop grande irritation. J'ai parlé des *causes matérielles* qui lui donnent lieu quelquefois.

Il me semble qu'au moyen de cette théorie, fondée sur l'observation, il seroit peut-être aisé d'expliquer pourquoi le *tétanos* ne paroît souvent que fort tard à

l'occasion des plaies , et même lorsqu'elles sont cica-
trisées. Au reste , des circonstances particulières , telles que le degré de sensibilité du malade , celui de la
température où il se trouve, etc. , déterminent sans
doute le moment où le *tétanos* doit se manifester.

Le *tétanos* est plus fréquent aux isles de l'Amérique méridionale , où l'atmosphère est plus susceptible
qu'ailleurs de changemens prompts et rapides.

Les personnes d'un moyen âge et les enfans paroissent
plus sujets au *tétanos* que les vieillards et les ado-
lescens ; les femmes en sont moins susceptibles que les
hommes ; et , parmi ceux-ci , les plus forts et les plus
robustes en sont attaqués de préférence.

Peut-être qu'il seroit possible , au moyen de certaines
précautions , de diminuer, dans les armées , les causes
qui disposent au *tétanos*; par exemple , lorsque pendant
les nuits fraîches de l'été , les soldats sont couchés sous
la tente, on pourroit les obliger à les tenir fermées , et à
ne les ouvrir qu'à certaines heures, pour renouveller l'air.

Pour éviter , pendant l'été , l'effet des fraîcheurs du
matin et du soir , on les contraindroit à garder leurs
habits le plus long-tems possible , et lorsqu'ils les au-
roient quittés dans la journée , ils les reprendroient
avant le coucher du soleil.

Il seroit ordonné aux détachemens obligés de *bivoua-
quer*, de faire de grands feux et de se réunir à l'entour;
cette disposition auroit lieu chaque fois que la nature
du service pourroit le permettre.

On obligeroit les sentinelles à mettre leurs capottes
pendant la nuit , et à ne les ôter que quelques heures
après le lever du soleil.

On surveilleroit, plus exactement qu'on ne le fait, le
soldat pendant la marche , afin de l'empêcher, lorsqu'il

est tout baigné de sueur , de se gorger d'eau froide par-tout où il en trouve.

On auroit soin, autant qu'il seroit possible, que la troupe, lorsqu'elle seroit en route, ne fît point halte au bord des rivières, où l'air est trop vif; près des étangs et des lieux marécageux , et même à l'ombre des bois trop fourrés.

Si dans ces circonstances, les soldats avoient leurs habits mouillés et pénétrés par la pluie, il faudroit s'opposer à ce qu'ils restassent *stationnaires* ; on les obligeroit à se tenir en mouvement, à continuer leur route , afin d'entretenir la transpiration. Arrivés à leur destination , ils se mettroient nuds devant un feu clair, s'ils pouvoient s'en procurer. Dans tous les cas , lorsqu'ils seroient débarrassés de toute humidité , ils se feroient des frictions sèches sur toute l'habitude du corps, avec la paume de la main seule, ou garnie d'un morceau de linge sec ou de drap ; leurs gilets de laine pourroient servir à cet usage.

Ils ne reprendroient leurs habits mouillés qu'autant qu'ils ne pourroient faire mieux ; ils mettroient au moins une chemise sèche ; peut-être conviendroit - il qu'ils missent leurs gilets de laine sur la peau.

C'est alors qu'une distribution d'eau-de-vie seroit utile. Je saisirai cette occasion pour observer que les excès d'eau-de-vie sont funestes dans les armées. Je ne crois pas m'écarter de mon objet, en exprimant le desir de voir prendre les précautions convenables pour y réprimer l'abus des liqueurs fermentées et des esprits ardens ; non-seulement ces abus causent la maladie dont je parle, mais ils influent singulièrement sur toutes les autres maladies auxquelles les soldats sont sujets.

Les précautions que je viens d'indiquer pourront paroître minutieuses aux yeux de certaines personnes,

On dira peut-être qu'elles ne regardent pas seulement le *tétanos*, et qu'elles sont applicables à beaucoup d'autres maladies. Si l'on me faisoit sérieusement cette objection, je me dispenserois d'y répondre.

Les nègres des Antilles, qui marchent pieds nuds, s'enfoncent souvent dans ces parties, des éclats de bois, des clous, des épines. Après avoir retiré le corps étranger, ils font bien saigner la plaie, ils engour-dissent la plante du pied en la battant, ils la trem-pent ensuite dans une lessive ; et c'est ainsi qu'ils pré-viennent le mal de mâchoire.

Pour la même raison, les nègres de l'Isle de Sainte-Croix appliquent sur leurs plaies récentes, un emplâ-tre composé de sel et de suif.

Il convient d'employer dans les premiers pansemens des plaies d'armes à feu, la simple *eau marinée*, qui peut-être a préservé beaucoup de blessés, du *tétanos*. Les chirurgiens militaires expérimentés, n'auront point abandonné ce moyen aussi simple que salutaire ; je n'ai pas appris sans beaucoup de peine, que des chirur-giens peu au fait du traitement des plaies d'armes à feu, égarés par un faux esprit de système, substituoient l'ex-trait de saturne à *l'eau marinée* ; que *l'eau végéto-minérale* étoit pour eux une *panacée universelle* ; qu'ils l'employoient par-tout, et en tout tems ; l'abus rend pernicieux les meilleurs remèdes.

J'invite les chirurgiens que l'expérience n'a pas encore mûris, à abandonner une innovation pernicieuse ; à bien se persuader que les plaies d'armes à feu ont besoin, comme toutes les plaies qu'il faut faire sup-purer, d'un traitement analogue aux tems qu'elles ont à parcourir ; et que si l'extrait de saturne con-vient à leur traitement, ce ne doit être que lorsqu'il est question de la cicatrisation ; qu'ils adoptent donc

l'eau marinée ; pour les premiers pansémens des plaies
d'armes à feu ; qu'ils la saturent de sel ; ce sera peut-être
un moyen préservatif contre le *tétanos* ; mais il est une
remarque que je crois de la plus grande importance,
et qui peut-être nous menera à la connoissance d'une
des causes les plus ordinaires du *tétanos*, à la suite
des plaies, sur-tout de celles faites par les armes à feu.
Je veux parler de la manière dont j'ai vu souvent faire
les pansemens. En général, on ne fait pas assez attention aux effets de l'air extérieur ; les jeunes gens
laissent trop long-temps à découvert les plaies qu'ils
ont à panser ; il faut les accoutumer de bonne heure
à avoir un linge propre, à mettre sur la plaie, à
mesure qu'ils la découvrent ; à avoir un réchaud plein
de feu, à proximité du blessé, afin d'échauffer l'air
et de l'assimiler en quelque sorte à la chaleur *vitale* ;
à ne rien mettre de froid sur les plaies, lorsque la
suppuration commence à s'établir, etc. Si l'on fait
bien attention à ce qui se passe dans les plaies d'armes à
feu, l'on verra que ces précautions ne sont point à
dédaigner. Ce n'est qu'au bout de quatre ou cinq jours
que le *tétanos* se manifeste ordinairement ; or, c'est
à cette époque que la chûte des escarres à lieu ; les
papilles nerveuses, épanouies dessous restent à nud ;
elles sont d'une sensibilité exquise, et si, dans cet état,
l'air froid vient les frapper, il doit en résulter un
désordre extrême ; ainsi dans le *coriza*, lorsqu'on se
mouche et que l'on enlève le *mucus* qui enduisoit la mem-
brane pituitaire ; si l'air extérieur trop froid pénètre les
extrêmités des nerfs olfactifs rendus plus sensibles par
l'état pathologique, il en résulte des douleurs souvent insupportables, et qui durent jusqu'à ce qu'une

nouvelle

nouvelle couche de *mucus* ait remplacé celle qui a été enlevée.

Il seroit possible que, comme toutes les maladies convulsives, le *tétanos* fût communicable pour imitation ; Alors ce seroit aux officiers de santé à prendre les précautions convenables pour prévenir de pareils effets.

Je ne fais qu'indiquer les précautions préservatives les plus générales contre cette maladie ; il en est sûrement d'autres qui n'échapperont pas à l'œil observateur, et qui sont relatives aux climats, ou purement locales; mais si un abattement général existoit dans tel ou tel individu, s'il ressentoit des douleurs à la tête, et principalement au col ou à la baze de la langue ; s'il avoit le *coriza*, s'il éprouvoit des pandiculations fréquentes, des frissons irréguliers, si la peau étoit sèche, s'il y ressentoit une chaleur âcre, s'il avoit des tiraillemens dans les extrêmités, etc. il faudroit l'envoyer promptement à l'hôpital ; quoique la plupart de ces phénomènes soient les précurseurs de beaucoup d'autres maladies, ils doivent faire soupçonner le *tétanos* essentiel causé par le froid. Ils paroissent communément trois ou quatre jours après la suppression subite d'une transpiration abondante.

Le *tétanos* qui survient aux plaies, ne paroît qu'au bout de quelques jours, souvent après la cicatrisation parfaite, et lorsqu'il n'existe plus de douleur au lieu où étoit la plaie ou la contusion.

C'est au col que les effets du *tétanos* commencent ordinairement. Le malade y éprouve une douleur et une roideur qui l'empêchent bientôt de le remuer ; quelquefois le premier symptôme est une légère difficulté

B

dans la déglutition et dans les mouvemens de la langue : cette difficulté augmente, et la déglutition devient impossible. Les accidens se propagent aux mâchoires ; leurs muscles se contractent, et l'inférieure sa rapproche tellement de la supérieure, qu'elle ne permet pas la moindre ouverture ; la rigidité des muscles du col augmente ; alors, si une douleur se fait sentir au bas du sternum et de-là dans le dos, un mouvement subit jette la tête en arrière et le corps est courbé en arc. Dans ces cas, les malades souffrent beaucoup ; ils poussent des cris lamentables ; leur voix est rauque ; ils se plaignent d'un serrement douloureux dans la poitrine ; quelquefois la courbure dont nous parlons se fait en sens contraire ; les muscles des extrémités sont aussi attaqués ; les bras, les jambes se roidissent, le ventre devient plat et tendu, d'une dureté extrême ; pendant le spasme, le cœur est agité par des contractions fortes et douloureuses ; le pouls est petit, précipité, irrégulier. Lors de la rémission, il reprend le plus ordinairement sa marche naturelle.

Mais la maladie fait des progrès ; les yeux sont étincelans, à demi fermés, presqu'immobiles. Les muscles de la face sont gonflés et retirés. Si la bouche n'est pas tout-à-fait fermée, elle laisse quelquefois couler une salive écumeuse, même sanguinolente. La soif, qui jusques-là ne s'étoit point manifestée, se fait sentir : il y a même des malades qui éprouvent de l'appétit, et qui mangeroient s'ils pouvoient avaler. Ils parlent avec peine, presque toujours avec un mouvement *clonique* qui jette, comme nous l'avons dit, leur tête en arrière. Il y a insomnie ; l'imagination est égarée ; les malades ont des frayeurs lorsque le sommeil semble s'emparer d'eux ; la peau est sèche, ou bien elle est recouverte d'une sueur épaisse et visqueuse. Souvent il y a des sueurs partielles à la tête, au col, etc. La contraction de tous les muscles est augmentée au point qu'en soulevant le malade par la tête ou par les pieds, on l'enleveroit tout d'une pièce, à la manière de certains équilibristes.

Enfin la maladie est à son plus haut degré, tous les muscles sont dans une contraction extrême, ils sont durs, saillans et comme noués. Cet état est très-douloureux. Les muscles de la face, sur-tout, éprouvent une rigidité plus forte ; le front est ridé, les yeux contournés, immobiles ; le nez est retiré, les joues sont portées en arrière ; l'irritation est telle qu'un simple attouchement, le moindre bruit, le son de la voix, causent une contractation *clonique* et douloureuse qui rejette violemment le corps en arrière, et devient le signal de la contraction générale (1).

Une sueur froide se répand sur tout le corps, une convulsion vive paroît, et le malade meurt au milieu des plus horribles contorsions.

Il est certains phénomènes sur lesquels on n'a point encore prononcé, parce qu'on ignore s'ils sont l'effet de la maladie, ou celui des remèdes qui ont été donnés. Tels sont la constipation, la suppression des urines ou la difficulté de les expulser, des éruptions miliaires, etc. ils pourroient bien être causés par les préparations opiatiques que l'on emploie ordinairement.

On a voulu mettre la fièvre au rang des symptômes qui accompagnent le *tétanos*. Si elle a paru quelquefois,

---

(1) Chalmers regarde ce mouvement clonique comme pathognomonique ; il existe encore même après la cessation des autres symptômes.

c'est dans celui qui étoit causé par le froid , et l'on assure quelle étoit alors accompagnée de symptômes inflammatoires ; cependant, lorsqu'on a employé la saignée, l'examen du sang n'a rien fait voir qui le prouvât.

Lorsque la fièvre paroît, dès l'invasion de la maladie, il faut la considérer comme un *épiphénomène* ; et, si elle augmente l'intensité du spasme, si elle est accompagnée d'insomnie et du trouble de l'esprit, on doit la regarder comme dangereuse, tâcher d'en reconnoître le caractère particulier , et l'attaquer par les moyens convenables en même temps que l'on traite la maladie principale.

Mais lorsque le *tétanos* est dans son état , si la fièvre vient à paroître , elle est un moyen heureux dont la nature se sert pour triompher. Dans ce sens , Hippocrate nous dit : *a convultione aut tetano detento , febris snperveniens solvit morbum* (1). Aussi je crois que l'un des motifs du traitement curatif , doit être d'exciter cette fièvre salutaire.

Il y en a qui prétendent que dans le *tétanos*, la matière de la transpiration supprimée se porte sur les muscles et non sur les nerfs , qu'elle engorge le corps charnu de manière à empêcher le mouvement. Ils se fondent sur ce que la maladie n'est jamais douloureuse dans son commencement , et quelle ne le devient que lorsque les muscles sont extraordinairement tendus; sur ce que, parmi les remèdes que l'on a employés jusqu'à présent , il n'y a que ceux qui ont provoqué la sueur , qui ont réussi , etc. On pourroit répondre à ces assertions que

---

(1) Aph. LVII. sect. IV.

les épileptiques ont des convulsions considérables , et que cependant ils sont insensibles pendant le paroxisme ; que beaucoup d'autres affections nerveuses ont de même lieu sans douleur ; enfin, que la manière même dont le *tétanos* s'annonce prouve qu'il est une maladie nerveuse , puisqu'il commence par un point , et que l'ébranlement se propage de proche en proche sur toute l'étendue du corps.

Le *tétanos* est une maladie très-dangereuse et difficile à guérir. L'observation prouve que le danger est plus grand , quand le *tétanos* attaque la poitrine. Celui qui survient aux plaies est réputé le plus dangereux de tous.

Le *tétanos symptomatique* n'est dangereux qu'en proportion relative avec la maladie principale.

L'insommie , les rêves effrayans , le trouble de l'esprit , sont des signes fâcheux.

Le danger du *tétanos* doit s'évaluer en raison de la rapidité de sa marche. Celui qui a lieu en peu de temps , fait périr ordinairement au bout de 24 , 36 ou 48 heures. Si les malades passent le troisième ou le quatrième jour , il y a de l'espérance. Hippocrate a dit , et l'observation le confirme : *qui tetano corripiuntur, intra quatuor dies intereunt : si vero hos superaverint, incolumes evadunt* (1).

Cependant il est bon de remarquer que la maladie continue d'être dangereuse , même après le quatrième jour. Quoique son intensité soit beaucoup diminuée, elle n'en est pas moins susceptible de reparoître avec autant de force qu'auparavant.

Quand la guérison doit s'opérer , la terminaison de

---

(1) Aph. VI. Sect. V.

cette maladie n'est jamais subite. Elle dure souvent long-temps avant que les symptômes ayent entièrement disparu.

Le *tétanos* intermittent est moins dangereux que celui qui est continu.

La diminution des spasmes du dos et de la poitrine , la cessation de la constipation lorsqu'elle existe , le rétablissement de la sécrétion des urines , leur éjection devenue plus facile , etc., annoncent un changement heureux.

La cure du *tétanos symptomatique* doit dépendre de la maladie principale qui l'a occasionné ; si donc le *tétanos* est le produit de la fièvre , de la vérole , etc. , il doit disparoître avec elles.

Lorsqu'il est causé par des vers ou des matières âcres retenûes dans les premières voies , les vermifuges , l'émétique , l'ipécacuanha sont indiqués.

Mais le *tétanos* proprement dit , demande un traitement particulier , et malheureusement nous n'avons point , jusqu'à ce jour , de faits assez constatés pour établir une méthode bien certaine.

Il est probable que le *tétanos* qui reconnoit les mêmes causes , qui a le même aspect en tout pays , doit être traité de même par-tout.

L'on a dû remarquer que le *trismus* ou *mal de mâchoire* , *l'opisthotonos* , *l'emprosthotonos* , etc. , n'étoient point des espèces différentes de *tétanos* , et qu'ils n'en étoient que des nuances. En conséquence , je crois que dans tous les cas le traitement doit être le même.

Si nous consultons les auteurs pour la route ténébreuse qui nous reste à parcourir , nous les trouvons presque tous en contradiction sur les moyens de guérison qu'ils proposent. Cela vient des causes diffèrentes auxquelles chacun d'eux a cru devoir attribuer le *tétanos*. Ce n'est qu'après avoir essayé de les faire concorder ensemble, que j'ai indiqué tels ou tels moyens. J'ai toujours consulté l'observation avant de me décider sur la préférence à donner à quelques uns d'entr'eux. Je crois , comme le dit Cullen, qu'en pareille circonstance, *on doit être satisfait d'avoir appris , pour se diriger , quelque chose d'utile, d'après l'analogie confirmée par l'expérience* (1).

Lorsque le *tétanos* est manifeste , il faut d'abord s'informer si la personne qui en est attaquée, n'auroit pas fait disparoître brusquement quelque maladie cutannée habituelle, quelque transpiration partielle, etc. ; si elle n'auroit point tari un émonctoire qui couloit depuis long-tems; dans ce cas , il faudroit employer les moyens les plus prompts pour rétablir les uns ou les autres.

Les vésicatoires, les ventouses , le *moxa* appliqués sur la partie qui suppuroit ou transudoit, devroient opérer de bons effets.

Si le *tétanos* étoit produit par des hémorroïdes supprimées , l'application des sang-sues à la marge de l'anus seroit indiquée. Si quelqu'autre évacuation sanguine avoit de même disparu , il faudroit avoir recours à la saignée , et employer tous les moyens propres à rappeller cette évacuation.

La saignée et les sang-sues ne conviennent guères que dans ces circonstances; autrement elles seroient contraires.

On propose d'employer d'abord , pour le *tétanos*

____

(1) Élémens de médec. pratique. trad. de Bosquillon tom. II . page 316.

essentiel, les doux laxatifs, afin de débarrasser le canal intestinal de tout ce qui pourroit l'irriter et contribuer au spasme.

Si le rapprochement des mâchoires s'opposoit au passage de ces remèdes, on pourroit les administrer sous forme d'injection, au moyen d'une sonde de gomme élastique introduite par les narines jusques dans l'œsophage.

Mais si les contractions étoient telles que la déglutition ne pût plus se faire, alors on les donneroit en lavement.

On a employé le vin intérieurement, non pas comme cordial, mais comme tonique ; on en a donné jusqu'à trois chopines par jour ; on a donné de même le quinquina à la dose de trois onces dans les vingt-quatre heures.

Si le *tétanos* étoit accompagné, dès son invasion, d'une fièvre caractérisée, alors le quinquina pourroit offrir un double avantage.

L'on a remarqué que le vin et le quinquina, employés contre le *tétanos*, ne produisoient plus d'effet passé un certain terme ; alors on leur a substitué l'huile d'ambre à grandes doses qui, agissant comme stimulant, étoit aussi salutaire.

La moutarde a été donnée aussi intérieurement ; elle a eu les mêmes succès.

Il paroît qu'il convient de rétablir le ton des solides, au point d'exciter une vraie *pyréxie*, une *diathèse inflammatoire*, qui, étant suivie de sueurs abondantes, donnent lieu à une terminaison heureuse.

Hippocrate avoit dit que la fièvre guérissoit le *tétanos* : l'expérience, en commentant l'oracle de la médecine, auroit pu ajouter que la fièvre ne guérissoit que parce qu'elle déterminoit une crise avantageuse. Il paroît que

dans le *tétanos*, la peau seroit l'émonctoire que la nature se choisiroit de préférence. L'on a donc pensé que
tout ce qui pouvoit exciter la fièvre, tout ce qui pouvoit provoquer aux sueurs, devoit être mis en usage ;
c'est sans doute par cette raison que les stimulans dont
nous avons déjà parlé, ont eu des avantages.

La nature est souvent engourdie, et elle ne se dé-
barrasseroit pas du mal qui l'obsède, si quelquefois on
ne la stimuloit pour la *forcer à se lever toute entière.*
On doit présumer que ces sueurs sont abolument néces-
saires pour guérir. Un homme avoit le *tétanos*, qui dis-
parut par l'effet de la sueur; on cessa d'exciter cette
évacuation; il y eut engorgement au poumon, qui ne
céda qu'à une prodigieuse expectoration. On peut présumer que ce dernier accident n'auroit point paru, si la
sueur eût continué.

L'opium et toutes ses préparations ont été préconi-
sés par la plus grande partie des auteurs qui ont écrit
sur le *tétanos*. On diroit qu'ils se sont copiés sans s'être
trop assurés de l'efficacité de ce remède.

Il y a tout lieu de croire que, si quelquefois il a produit de bons effets, ce n'étoit pas comme *calmant*, mais
comme *diaphorétique* qu'il agissoit. Or, dans ces cas, il
faut qu'il soit promptement donné à fortes doses; et
quoique l'on assure que dans les maladies spasmodiques,
on peut impunément agir ainsi, néanmoins je ne crois
pas que ce soit sans inconvénient. L'opium attaque la
vitalité; il laisse après lui des traces qui, dans certains
tempéramens, ne s'effacent plus; et l'on ne sauroit igno-
rer qu'il a quelquefois donné la mort. Ces grands dé-
fauts ne sont point assez balancés par le succès, pour
donner à l'opium une certaine célébrité; et des obser-

rations nouvelles semblent lui donner l'exclusion. C'est donc seulement comme calmant qu'il peut être employé, ainsi que dans toutes les autres maladies spasmodiques.

Mais il est un moyen proposé, qui a toutes les qualités de l'opium sans en avoir les désavantages : c'est le musc. Si dans beaucoup de circonstances on n'en a pas vu des effets bien sensibles, c'est qu'il n'étoit pas pur, ou que la dose avoit été trop faible. Les Chinois qui en font un de leurs grands moyens de guérison dans beaucoup de maladies, réussissent, parce qu'ils l'emploient à grande dose; ils en donnent au-delà d'un gros par jour. porté à dix grains et au-dessus, il produit un sommeil agréable, il excite une douce *Diaphorèse*, sans échauffer. A la vérité, la sueur est quelquefois imprégnée de son odeur, ce qui peut être désagréable pour ceux qui ne l'aiment point. Mais qu'est ce que cet inconvénient comparativement à ceux de l'opium ? comme lui il ne constipe point, il ne tarit point certaines sécrétions ; celle de l'urine, par exemple, que l'opium attaque particulièrement ; comme lui enfin, il ne donne point la mort.

On a proposé les sudorifiques ordinaires, tels que le gayac, la squine, etc. Ils s'opposent à la liberté du ventre, et n'agissent pas toujours avec une certaine promptitude. Dans le *tétanos*, les momens sont précieux, et il faut se hâter. Je pense donc que ces remèdes ne doivent point être employés.

La déglutition ne permet point toujours l'usage des remèdes intérieurs; et il en est d'extérieurs qui, conjointement avec eux, ou séparément, peuvent produire les meilleurs effets.

Nombre d'observations prouvent que le bain froid

est un excellent moyen ; il agit comme tonique , et comme stimulant ; et il dispose à la sueur lorsqu'immédiatement après , on met le malade dans un lit chaud et bien couvert.

Des malades ont été jettés inopinément dans l'eau froide , on les y a laissés débattre, jusqu'à ce qu'ils fussent fatigués ; ensuite ont les a portés dans un lit chaud , autour duquel on a allumé du feu, dans l'intention d'exciter la sueur , et l'on a eu des succès. Cullen recommande de donner alors au malade, lorsqu'il est dans son lit, une forte dose d'opium ; je lui préférerois un verre de bon vin , ou plutôt dix ou douze gouttes d'alkali volatil étendu dans quelques cuillerées d'eau sucrée. Ce remède donné seul a provoqué des sueurs abondantes qui ont déterminé la guérison.

Barrère, médecin à Cayenne , préconise les bains froids ; et Bajon , qui a aussi pratiqué dans cette île , les rejette. Cela vient sans doute , de ce que l'un et l'autre ont employé le bain froid dans des circonstances différentes. Hypocrate, qui l'a recommandé , veut que le malade soit jeune et d'une forte constitution pour en faire usage.

S'il m'étoit permis d'avoir une opinion , je conseillerois de suivre l'avis de ce grand homme , pourvu que l'on portât le malade, immédiatement après le bain, dans un lit bien chaud , etc.

Hypocrate ne conseille point le bain froid lorsqu'il y a plaie ; j'ignore si l'observation a prouvé suffisamment en faveur de cette exception. Le fait suivant supposeroit le contraire ; il vient d'être communiqué au conseil de santé par *Godebert* et *Raillon* , chirurgiens , exerçant actuellement à Nantes.

A l'attaque de cette ville , qui a eu lieu le 29 juin dernier 1793 , un garde national a été frappé d'un boulet à la cuisse droite ; il en est résulté une plaie d'une grandeur énorme , avec déperdition de substance. Elle s'étendoit postérieurement depuis le haut de la cuisse jusqu'au genou , et occupoit plus de la moitié de la circonférence. Après la chûte des escarres, *les muscles déchirés étoient retractés , et formoient une masse considérable.* Le blessé n'avoit presque pas de fièvre , le pouls étoit dur *et plus lent que dans l'état naturel. Il avoit une constipation si considérable , que tous les remèdes , les boissons rafraichissantes et les lavemens étoient employés inutilement.* La crême de tartre donnée dans du petit lait relâcha le ventre ; la suppuration étoit abondante. *Onze jours s'étoient ainsi écoulés ,* lorsque la difficulté d'ouvrir la bouche se manifesta ; il y avoit rigidité dans les muscles du col. La langue étoit chargée ; on évacua de nouveau ; malgré cela , la rigidité augmenta et la déglutition devint impossible. Le *tétanos* parut *évident* , et en conséquence , l'on arrêta de donner chaque soir une potion, composée de *syrop de diacode et de Laudanum liquide* ; et tous les deux jours , un ou deux grains de tartre stibié. Le blessé n'en fut point soulagé , et les accidens augmentèrent , *quoique la plaie parut vermeille.* Alors on eut recours aux bains froids , dont on commença l'usage, *six jours après l'apparition des premiers symptôme du tétanos.* La potion narcotique étoit continuée chaque soir. Pendant les trois quatrs-d'heure que le blessé étoit dans le bain , il souffroit beaucoup ; au troisième et quatrième bains , il fut sensiblement soulagé ; on alloit le plonger dans le cinquième lorsqu'il lui survint un frisson , qni fut suivi de sueurs abon-

dantes , ce qui fit disparoître les accidens. « Les bains
» froids , loin d'avoir causé quelque préjudice à la plaie,
» lui ont au contraire été favorables , ils l'ont extrême-
» ment détergée, donné du ton aux chairs , qui étoient
» baveuses , et perfectionné la suppuration qui est
» devenue moins abondante et plus louable ». Le 26
août , époque ou Godebert écrivoit , la plaie étoit
diminuée des trois-quarts , et tout annonçoit une terminaison heureuse.

Ce fait est contraire à l'opinion d'Hippocrate, sur l'u-
sage des bains froid dans le *tétanos* , à la suite des plaies;
il appuie encore le sentiment de ceux qui croyent que
ce moyen est bon , lorsque le *tétanos* n'a pas une marche
rapide.

L'espèce de *tétanos symptomatique* , dont je viens
de transcrire l'histoire , est le *trismus* appelé *traumatique* , par Sauvages. L'on a dû remarquer que le pouls
étoit plus lent que dans l'état naturel ; que la
constipation étoit extrême avant l'usage des narcotiques;
que la contraction spasmodique des muscles du cou ,
n'a commencé que l'onzième jour ; que malgré les éva-
cuants et les narcotiques , les accidens augmentèrent;
qu'ils ne furent calmés que par les bains froids ; et que
la maladie fut jugée par les sueurs , après le quatrième
bain ; que loin d'avoir causé préjudice à la plaie , le
bain froid l'avoit détergée , et avoit donné aux chairs
la fermeté qu'elles avoient perdue. Toutes ces remar-
ques doivent jetter quelque clarté sur la matière que
je traite , et j'invite les observateurs à les prendre en
considération.

Godebert a encore envoyé deux autres observations
moins détaillées. Dans l'une il est question d'un *opistho-*

tonos , qui a paru le quinzième jour de la blessure.
Il a été terminé par la mort huit jours après-son
apparition. Le malade avoit fait usage des anti-spasmo-
diques , des embrocations huileuses, etc. Dans l'autre ,
on voit que les accidens ont paru après. 13 jours ; le
blessé est mort de même, huit jours après. Dans l'un
et l'autre cas les bains froids n'ont point été employés.

Bajon qui reconnoît pour cause principale du *tétanos* ,
les vapeurs de la mer , dont l'action, dit-il , est de
resserrer les pores de la peau , et de supprimer la
transpiration , recommande les bains chauds comme un
moyen qui lui a le mieux réussi ; il a aussi employé
la vapeur des plantes émollientes et aromatiques mises
en ébullition dans l'eau : il a obtenu des sueurs qui
ont terminé heureusement la maladie.

Les bains chauds n'ont pas toujours été suivis de
succès ; et l'on cite des exemples de malades , morts
après en être sortis.

Les bains, de quelque nature qu'ils soient, demandent
donc beaucoup de circonspection dans leur emploi ,
jusqu'à ce que l'expérience ait prononcé.

Les anciens faisoient beaucoup usage des topiques
émolliens, huileux , mucilagineux qu'ils appliquoient
sur les parties qui étoient en contraction , afin d'en
obtenir le relâchement. Je ne sais trop s'ils sont convenables ; je leur préférerois plutôt des frictions souvent
répétées sur tout le corps, préférablement sur les extrémités , avec des substances aromatiques et irritantes.

Dans quelques colonies , les nègres employent de
pareils moyens ; il est bon de remarquer qu'alors ils
frictionnent sans interruption, de sorte que le malade
est dans une transpiration continuelle.

Ambroise Paré avoit amputé dans l'articulation l'avant bras d'un soldat ; ce blessé fut attaqué *du tétanos*; il le guérit en le couvrant de fumier , ce qui détermina des sueurs abondantes (1).

On pense que l'électricité pourroit réussir ; je ne crois pas que ce moyen ait été mis en usage. Employée sous forme de bains où de frictions , l'électricité à rappelé quelquefois la transpiration supprimée. Sous ce point de vue , elle pourroit être utile.

On a fait sur les parties supérieures , et notamment sur le col , des frictions avec l'onguent mercuriel. On en a porté la dose jusqu'à deux et trois onces pour une friction. Dans ce cas , le mercure doit exciter promptement la salivation , et c'est ce que l'on a eu en vue.

Le mercure est un agent très-actif ; l'art de guérir , qui lui a de grandes obligations, cherche tous les jours a en tirer parti. Ceux qui semblent l'admettre le plus affirmativement contre le *tétanos* , voudroient en combiner l'usage avec celui de l'opium. Je ne dirai rien ici de leur théorie ingénieuse : ils ont employé ces deux moyens dès l'invasion de la maladie : des frictions mercurielles ont été faites à grandes doses sur l'épine du dos , et sur les extrêmités inférieures , pendant que l'opium a été administré. Ces frictions ont été répétées tous les jours jusqu'à ce que la salivation ait paru ; alors les bains , les laxatifs , les délayans, les gargarismes , etc. ont été employés sans suspendre l'opium. On assure que ces moyens combinés et administrés conjointement ou successivement , suivant l'indication des symptômes de la maladie , ont produit des effets heureux.

---

(1) Livre XII , chap. XXXII.

Voici une observation bien concluante en faveur du mercure sans aucun accessoire.

Un soldat fut attaqué du *tétanos*, huit jours après qu'on lui eut amputé une jambe. Le resserrement des mâchoires étoit tel, qu'il étoit impossible de lui faire rien avaler ; on chercha à exciter la salivation en chargeant les plumaceaux d'une couche épaisse d'onguent mercuriel double. Elle s'établit, on l'entretint, et le malade fut sauvé (1).

Quoique le mercure ait une propension singulière à se porter aux glandes salivaires, cependant il opère quelquefois différemment : on le voit dans le cas dont nous parlons, comme dans tous les autres où il est mis en usage, agir sur la peau et procurer des sueurs abondantes, sur les intestins, et exciter de grandes évacuations souvent sanguinolentes. Dans ce dernier cas, il conviendroit de donner des lavement émolliens, auxquels on pourroit ajouter le laudanum liquide de Sydenham.

L'on a appliqué de larges vesicatoires à la nuque et entre les épaules. Je crois que dans ce cas il faudroit faire suppurer long-temps ces vésicatoires, parce qu'indépendamment de leur vertu stimulante, ils agiroient encore comme révulsifs : ce qui conviendroit essentiellement s'il y avoit eu suppression ou repercussion d'une humeur quelconque.

On a vu le *tétanos* se juger par un dépôt critique.

Lind nous assure que de l'opium et du camphre mé-

---

(1) Cette observation communiquée à la ci-devant société de Médecine, appartient à MAUBEC D. M., chirurgien ordinaire de la marine.

langés

rangés ensemble et appliqués à la plante des pieds d'un homme attaqué du *tétanos*, faisoient cesser sur-le-champ le spasme qui reparoissoit, dès qu'on enlevoit ce topique. Depuis il a été employé avec avantage.

Le *tétanos* qui se manifeste à la suite des plaies, et que Sauvages appelle *traumatique*, n'exige d'attention particulière que relativement aux plaies elles-mêmes; car on peut et l'on doit même employer pour le traiter, ceux des moyens que nous avons indiqués, et qui, seroient applicables à l'*idiosyncrasie* du malade, aux circonstances, etc.

Les partisans de l'opium ont pensé qu'il pouvoit être *prophilactique* contre le *tétanos* qui survient à la suite des plaies; en conséquence, ils l'ont donné aux malades aussitôt après leurs blessures. Ils ont préféré la teinture de Sydenham; mais leurs succès n'ont pas été assez complets pour engager à mettre cette méthode en pratique. Plusieurs de leurs blessés ainsi préparés, n'en ont pas moins été attaqués du *tétanos*, et en sont morts.

Pour traiter les plaies elles-mêmes, je dois rappeller qu'il s'agit de redonner du *ton aux solides relâchés et d'exciter un mouvement inflammatoire*. Personne n'ignore que l'inflammation locale dispose à la *diathèse inflammatoire*, et que souvent elle la détermine. Maintenant, si nous consultons l'observation, elle nous dit que dans le *tétanos*, les plaies qui avoient suppuré antérieurement, sont presque toujours sèches, et que, lorsque la suppuration se rétablit, assez ordinairement les accidens disparoissent. Il conviendroit donc en même-tems que l'on employeroit quelques-uns des moyens que j'ai indiqués, de faire tous ses efforts pour rappeller cette suppuration bienfaisante. Pour y parvenir, l'on a

incisé les plaies en tout sens , et elles ont été arrosées
avec l'huile de thérébentine chaude. L'application de
ce topique a réveillé la sensibilité engourdie , en cau-
sant des douleurs assez vives. Il en est résulté un gonflement circonvoisin , une inflammation locale ; bientôt
l'un et l'autre ont été suivis d'un dégorgement séreux ,
précurseur de la suppuration ; celle-ci a paru , et les
accidens ont cessé.

Pour remplir les mêmes intentions , l'on pourroit
employer des ventouses scarifiées , ou des vésicatoires
appliqués les uns et les autres sur la plaie même.

Cependant les plaies ne sont pas toujours sèches , et
l'on en a vu suppurer abondamment , même lorsque les
symptômes du *tétanos* étoient à leur plus haut période.

Si le corps étranger qui a fait la plaie , étoit resté
dedans, il faudroit l'en extraire ; car sa présence seule
peut être la cause de tout le mal.

L'on a conseillé de panser la plaie lorsque la suppuration est établie , avec un digestif auquel on ajoute-
roit de l'opium. Je ne suis point de cet avis , parce que
l'opium pourroit diminuer la suppuration , la tarir même ;
pendant qu'il convient de l'entretenir long-tems.

En parlant des précautions à prendre contre le *tétanos*,
j'ai fait connoître comment je présumois que l'air extérieur pouvoit y donner lieu , à la suite des plaie s ; je
vais tâcher de développer l'idée que je n'ai fait qu'an-
noncer.

L'air froid , ou vicié de quelque manière , peut
produire sur les chairs lésées et mises à nud, une espèce
de cautérisation imparfaite des dernières ramifications
nerveuses , sans pourtant en opérer la destruction totale.
Ne pourroit-on pas croire qu'alors la vraie origine

du *tétanos*, se trouve dans ces parties extrêmement subtiles , que quelques physiologistes ont appelé *extrémités sentantes* des nerfs , et auxquelles ils supposent la propriété particulière de n'être affectées que par l'action de certains corps ? Les fibrilles nerveuses déchirées imparfaitement, restent tendues et dans un tiraillement continuel ; le fluide nerveux , dont la nature et la manière de circuler ne nous sont guères connus , mais dont le cours rapide est prouvé , trouvant obstacle aux confins du systême , et peut-être s'y imprégnant d'un *délétère* destructeur, se refoule sur lui-même , et porte par-tout l'impression vicieuse qu'il a reçue ; dé-là le désordre progressif , les convulsions, la perte des sensations, l'affaissement et la mort. Mais si ces *extrémités sentantes* des nerfs , privées d'une portion de sensibilité , par l'impulsion qu'elles ont reçue , et qui cependant avoient conservé un reste de *faculté communicative* , venoient à être séparées du tout , alors le désordre cesseroit. C'est ce qui doit résulter de l'application immédiate des *rubéfians* , des corps fortement stimulans qui achèvent l'espèce de cautérisation imparfaite , dont j'ai parlé , et détruisent les petits nerfs qui étoient mal divisés. Ce travail ne peut se faire sans exciter dans la partie un mouvement extraordinaire : de-là l'inflammation et le gonflement , ensuite la suppuration séreuse , puis plus épaisse ; enfin tous les phénomènes qui accompagnent ou qui suivent les plaies simples.

C'est ainsi que l'on opère en grand, lorsque de simples convulsions, ou le *tétanos* lui-même , étant causés par la section incomplette d'un nerf plus considérable que ceux dont il a été question , on parvient à

le couper entièrement : alors tous les accidens cessent
comme par enchantement. C'est pour cette raison qu'il
convient de faire en tout sens , sur-tout quand les
parties blessées sont membraneuses ou aponévrotiques ,
les incisions qui ont été indiquées ;   non-seulement
afin d'*aviver* les plaies devenues sèches par les effets
du *tétanos* ; mais encoce pour achever la section des
nerfs mal divisés , qui pourroient contribuer au désordre. Lorsqu'un principal nerf mal divisé , est auteur de
tout le mal , on réussiroit mieux encore par la cautérisation , si l'on étoit sûr de le rencontrer. L'application du caustique appaise les douleurs souvent atro-
ces , qui accompagnent le panaris. Lorsque la cause
de ces douleurs n'étoit pas détruite , on les a vues
suivies de mortifications, de perte du membre , et quelquefois de la mort. Le venin *rabifique* reste sans action
pendant un certain tems dans les morsures qui en sont
imprégnées , si l'on cautérise la partie affligée avant
son développement : si cette cautérisation , est assez
profonde pour détruire toutes les parties infectées , la
rage n'a pas lieu : j'ai eu le bonheur de m'assurer de
ce fait par mon expérience. Ces exemples viennent à
l'appui de la cautérisation que je crois bonne dans
le cas dont je parle.

Je ne dirai que deux mots sur le régime. Si les malades peuvent avaler , on ne doit leur donner que du
bouillon pendant tout le tems des accidens ; mais il
faut être moins sévère à mesure qu'ils disparoissent.
Le lait de vache pur convient beaucoup : Ambroise
Paré en donna au malade dont nous avons parlé. Ce
baume nutritif le restaura en très peu de tems.

Je termine en rappelant qu'il est très-important pour

obtenir quelques succès dans le traitement du *tétanos*, de s'appliquer d'abord à en connoître les causes, puisque de là dépendent principalement le choix des moyens à employer, et les avantages qui en résultent : qu'outre les moyens particuliers relatifs à la cause agissante du mal, il en est encore de généraux, auxquels il faut savoir les allier à propos : enfin, que si le *tétanos* est une maladie qui exige beaucoup d'activité dans le traitement, on ne doit pas non plus abandonner légèrement, un moyen que l'on aura choisi après un examen réfléchi, pour lui en substituer un nouveau, sous prétexte que ses effets sont trop lents ou ne se manifestent pas encore. Cette instabilité a souvent augmenté le mal, et rendu nuls les moyens les mieux indiqués.

Il faut aussi savoir modifier le traitement, suivant le tempérament des malades, le climat qu'ils habitent, l'intensité des symptômes, etc. C'est peut-être encore parce qu'on n'a pas su faire ces distinctions, et que l'on s'est attaché à une sorte d'uniformité, que l'on n'a pas toujours réussi.

En rédigeant ce précis, je n'ai point prétendu établir une doctrine certaine dont on ne dût jamais s'écarter : je sais trop combien sont grandes encore les incertitudes sur la nature du principe qui semble constituer la vie, et qui est la source du mouvement et des sensations : je sais trop combien les maladies spasmodiques et convulsives offrent de phénomènes différens qu'on ne peut expliquer, et qu'elles sont un labyrinthe, où s'égarent souvent la pensée la moins distraite, et la pratique la plus consommée.

Je dois observer qu'on seroit injuste, si, après avoir

ce précis , on me faisoit un crime des contradictions
qui s'y trouvent : elles ne sont pas de moi. Les unes
tiennent au genre de la maladie dont j'ai parlé , ainsi
que je l'ai dit en retraçant les causes ; les autres
appartiennent aux auteurs que j'ai consultés , et qui
voyant différemment , ont dû avoir des opinions contraires. Je me suis bien donné de garde d'employer un
langage positif ; obligé de suivre le sentier peu battu
des conjectures , je n'aurois pu, sans témérité , pres-
crire des préceptes que la vérité seule doit établir ;
je me suis contenté de rassembler quelques matériaux
précieux , de les mettre en ordre le mieux qu'il m'a
été possible ; et ne pouvant prononcer , j'ai dû laisser
au tems et à l'expérience le soin de conclure.
J'invite tous mes camarades attachés comme moi au
service des armées , à recueillir attentivement tous les
faits propres à jetter la lumière dans le dédale que
je viens de parcourir. Mon travail seroit dignement
récompensé , si j'avois pu préparer la voie à la dé-
couverte qui délivreroit le genre humain d'un fléau
si redoutable.

F I N.

DÉLIBÉRATION DU CONSEIL DE SANTÉ,

Relative au précis sur le tétanos *, par le citoyen Heurteloup.*

Le conseil de santé, après avoir entendu la lecture du mémoire du citoyen Heurteloup sur le *tétanos* ;

Considérant combien cette maladie a de dangers et de difficultés dans le traitement ;

Considérant l'utilité des recherches que le citoyen Heurteloup a consignées dans son mémoire, arrête que le manuscrit sera adressé au citoyen Ministre, avec invitation de donner des ordres pour qu'il soit imprimé aux frais du département de la guerre, au nombre de deux mille exemplaires, afin de les distribuer aux officiers de santé des armées et des hôpitaux militaires.

Fait au conseil de santé, le 4 septembre 1793, denxième de la République une et indivisible.

Les membres du conseil de santé,

Pelletan, Daignan, Parmentier, Lassis, Coste, Laubry, Dezoteux, Bayen, Lebondidier, Pelletier, Biron M. M., secrétaire.